THÈSE

POUR

LE DOCTORAT EN MÉDECINE,

Présentée et soutenue le 9 août 1839,

Par AMBROISE-MARIE CAILLET, de Paimbœuf

(Loire-Inférieure).

I. — Déterminer si les bains de fauteuil diffèrent dans leur action des bains entiers ordinaires. Examiner quelle est l'action d'un bain de siége sur la circulation locale et générale.

II. — Des dangers des plaies de l'œil par instrument tranchant.

III. — Des caractères anatomiques des valvules des veines. Quelles sont les veines qui ont le plus de valvules? Quelles sont les veines qui n'en ont pas?

IV. — Comment reconnaître la potasse caustique mélangée avec la matière des vomissements?

(Le Candidat répondra aux questions qui lui seront faites sur les diverses parties de l'enseignement médical.)

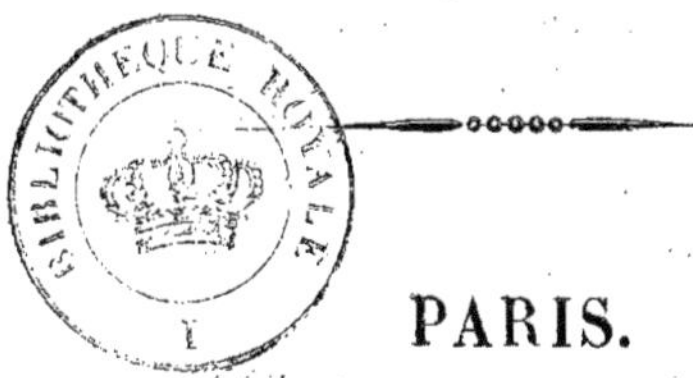

PARIS.

IMPRIMERIE ET FONDERIE DE RIGNOUX,

IMPRIMEUR DE LA FACULTÉ DE MÉDECINE,
Rue des Francs-Bourgeois-Saint-Michel, 8.

1839

FACULTÉ DE MÉDECINE DE PARIS.

Professeurs.

M. ORFILA , DOYEN.   MM.

Anatomie.............................. BRESCHET.
Physiologie............................ BÉRARD (aîné).
Chimie médicale........................ ORFILA.
Physique médicale...................... PELLETAN, Président.
Histoire naturelle médicale............ RICHARD.
Pharmacie et Chimie organique.......... DUMAS.
Hygiène................................ ROYER-COLLARD.
Pathologie chirurgicale................ { MARJOLIN.
{ GERDY.
Pathologie médicale.................... { DUMÉRIL.
{ ....
Anatomie pathologique.................. CRUVEILHIER.
Pathologie et thérapeutique générales.. ANDRAL.
Opérations et appareils................ RICHERAND.
Thérapeutique et matière médicale. .... TROUSSEAU.
Médecine légale........................ ADELON.
Accouchements, maladies des femmes en
  couches et des enfants nouveau-nés..... MOREAU.
Clinique médicale...................... { FOUQUIER.
{ BOUILLAUD.
{ CHOMEL, Examinateur.
{ ROSTAN.
Clinique chirurgicale.................. { JULES CLOQUET.
{ SANSON (aîné).
{ ROUX.
{ VELPEAU.
Clinique d'accouchements............... DUBOIS (PAUL).

Agrégés en exercice.

MM. BAUDRIMONT.	MM. LARREY.
BOUCHARDAT.	LEGROUX.
BUSSY.	LENOIR.
CAPITAINE.	MALGAIGNE, Examinateur.
CAZENAVE, Examinateur.	MÉNIÈRE.
CHASSAIGNAC.	MICHON.
DANYAU.	MONOD.
DUBOIS (FRÉDÉRIC).	ROBERT.
GOURAUD.	HUTZ.
GUILLOT.	SÉDILLOT.
HUGUIER.	VIDAL.

A MON PÈRE, A MA MÈRE,

ET A TOUTE MA FAMILLE.

Hommage de piété filiale, de reconnaissance et d'un sincère attachement.

A.-M. CAILLET.

QUESTIONS

SUR

DIVERSES BRANCHES DES SCIENCES MÉDICALES.

I.

Déterminer si les bains de fauteuil diffèrent dans leur action des bains entiers ordinaires. Examiner quelle est l'action d'un bain de siége sur la circulation locale et générale.

Le bain de fauteuil est un bain partiel dans lequel une cavité viscérale, le bassin, est soumise à l'immersion; c'est pourquoi l'étude en est plus importante que celle de tout autre bain partiel. Pour répondre à la question qui m'est posée, je considérerai successivement le bain de siége chaud et le bain de siége froid. Je traiterai d'abord du bain de siége chaud, parce qu'il est le plus fréquemment employé. Ordinairement la température en est comprise entre vingt-quatre et trente degrés, et on l'ordonne ou comme émollient pour combattre une inflammation siégeant à la région pelvienne, ou comme dérivatif d'une congestion survenue dans une autre région, par suite de la suppression du flux menstruel ou d'un écoulement hémorrhoïdal. Dans le premier cas, un bain de siége, administré à une température plus élevée, irait directement contre le but qu'on se propose, puisqu'il serait irritant comme tout bain produisant une impression pénible de chaleur; dans le second, loin de combattre la congestion, il la favoriserait, car presque toujours les bains dont la température dépasse

trente degrés augmentent la chaleur générale et accélèrent la circulation. L'action d'un bain de siége administré à la température de vingt-
quatre à trente degrés diffère de celle du bain entier pris à la même
nature : ce dernier constitue autour du corps une nouvelle atmosphère qui ne permet pas à l'économie une déperdition aussi considérable de calorique que l'atmosphère habituelle. D'après les principes professés par M. Pelletan sur la différence qui existe entre la
quantité de calorique qui traverse les corps organisés et celle qui
traverse les corps bruts, sur les causes de refroidissement par con-
ductibilité, etc. (*Traité de physique,* p. 191-293), principes trouvant
ici la plus juste application, il résulte, des nouvelles conditions dans
lesquelles se trouve placée l'économie d'abord, une accumulation de
calorique à la périphérie, une impression légère de chaleur, l'expansion
des fluides ; puis, peu à peu, diminution dans l'activité avec laquelle le
calorique traverse les tissus pour aller se perdre à la surface du corps.
Ces premiers effets deviennent eux-mêmes causes de plusieurs autres
qui sont, le calme du système nerveux, le ralentissement de la circulation
générale ; le développement d'une moins grande quantité de calorique à l'intérieur de l'économie, enfin, la dilatation, le relâchement
de la peau et des tissus superficiels : tous ces phénomènes se manifes-
tent aussi dans un bain partiel ; mais l'impression de chaleur, l'expansion des fluides, le relâchement des tissus et le gonflement de la peau
appartiennent à peu près exclusivement aux parties du corps qui
reçoivent l'influence directe de l'eau. Les modifications imprimées aux
courants de calorique qui traversent l'économie, au système nerveux
et à la circulation générale, sont moins considérables dans le bain
partiel que dans le bain entier, parce que, dans le premier, il n'existe
d'obstacle à la déperdition du calorique que sur une surface bien
moins étendue. Mais la différence, la plus importante peut-être, existant entre ces deux bains, sous le point de vue thérapeutique, naît
du fait suivant : tout bain chaud partiel congestionne la région immergée, et il la congestionne d'autant plus qu'elle est composée de
tissus plus lâches et plus vasculaires. La région pelvienne offre au

plus haut degré toutes ces conditions ; aussi se congestionne-t-elle avec une grande facilité sous l'influence du bain de siége chaud. Ce fait est facile à expliquer : l'eau, à la température de vingt-quatre à trente degrés, fait perdre aux vaisseaux de la région qui se trouve en contact avec elle la tonicité qu'ils ont habituellement, et qu'ils con servent ailleurs ; l'équilibre établi dans tous les points de l'arbre cir culatoire est alors rompu dans les vaisseaux de cette région , aussi le sang ne les parcourt plus avec la même rapidité, et y afflue aux dé pens de toutes les autres parties de l'économie. Dans un bain entier administré à la même température, les vaisseaux perdent, au contraire, leur tonicité sur tous les points, et le sang ne s'accumule nulle part. C'est pourquoi ce bain congestionne moins facilement l'utérus que le bain de siége chaud. Nous avons vu qu'il était un calmant plus puissant ; il est aussi un meilleur antiphlogistique, car, dans un temps donné, il introduit plus d'eau dans l'économie que le bain de siége. Cette dernière considération est la seule qui ne milite pas toujours en faveur du bain entier, car, chez les sujets débiles , on doit introduire le moins d'eau possible dans l'économie. Des praticiens d'une grande autorité préfèrent l'emploi des bains tièdes entiers aux bains de siége de la même nature, dans le traitement des inflammations siégeant à la région pelvienne, et surtout dans celui des métrites, à cause de la texture éminemment vasculaire de l'utérus.

Les bains de siége ne sont pas si souvent administrés à une température supérieure à trente degrés qu'à une température inférieure, comme je l'ai observé ; au-dessus de trente degrés, ces bains commencent à être des irritants locaux et généraux ; ils accélèrent moins la circulation générale, et congestionnent plus les tissus pelviens que les bains entiers très-chauds.

L'étude du bain de siége froid n'est pas d'un si grand intérêt que celle du bain de siége chaud ; son emploi est assez rare. D'ailleurs, son effet est incontesté et bien évident : ce bain est astringent. Il exerce une constriction d'abord sur les vaisseaux superficiels, et, plus tard, sur les vaisseaux profonds. Ce premier effet est suivi d'un second appelé *réaction*, consistant surtout dans le retour du sang à la périphérie. L'action du bain entier froid diffère un peu de celle du bain de siége; il a pour effet d'accumuler le sang à l'intérieur, aux dépens de la périphérie, mais cet effet est suivi d'un mouvement excentrique, c'est-à-dire d'une réaction qui est générale, tandis que, dans le bain de siége, elle est limitée à la région pelvienne. Les auteurs ne citent pas d'expériences relatives aux effets des bains locaux froids sur la respiration et circulation générales. Ces bains doivent sans doute accélérer ces fonctions à l'instant de l'immersion, les ralentir pendant la durée de celle-ci, enfin les accélérer après la sortie du bain, c'est-à-dire pendant que la réaction se manifeste. Ils doivent, en effet, produire alternativement une accélération instantanée, un ralentissement notable, et enfin une nouvelle rapidité dans les courants de calorique qui traversent l'économie; car, au moment de l'immersion, il y a déperdition subite d'une grande quantité de calorique à la périphérie de la région immergée. Peu après, il y a, au contraire, suspension presque complète dans cette déperdition, puisque les tissus superficiels se resserrent et deviennent mauvais conducteurs du calorique; plus tard, après la sortie du bain, quand se manifeste la réaction, ce fluide se précipite avec d'autant plus de rapidité vers les tissus superficiels redevenus perméables au calorique, que ces tissus sont plus froids. Le bain entier froid produit aussi ces effets sur la respiration et la circulation, mais d'une manière bien plus étendue, car, dans ce bain, le froid agit sur une surface bien plus large, et modifie de toute part, avec beaucoup plus de puissance, par conséquent, l'action du calorique sur l'économie.

II.

Des dangers des plaïes de l'œil par instrument tranchant.
(Médecine légale.)

Pour me conformer à l'énoncé de cette question , je dois traiter du danger des plaies de l'œil, organe essentiel de la vision, et non du danger des plaies de la région oculaire, ce qui constituerait une question différente. Dans les traités de pathologie et de médecine légale, sans doute à cause de la structure toute spéciale du globe oculaire , les lésions de cet organe font un chapitre à part, et je ne pense pas qu'on ait eu l'intention de renfermer deux questions différentes dans une seule des quatre qui nous ont été données. Je ne laisserai cependant pas de côté un fait intéressant pour la médecine légale, et se rapportant aux lésions de la région oculaire; quelques-unes de ces lésions peuvent amener une cécité incurable; assez souvent une plaie légère des sourcils ou des paupières, et surtout de la paupière supérieure, est suivie de la perte de la vue du même côté. Cameramus , Morgagni, Valsalva, La Motte, Duret, Houillier et M. Ribes , rapportent des exemples à l'appui de ce fait; Hippocrate avait déjà observé que les plaies des sourcils ont des résultats fâcheux pour la vue. Les plaies de la paupière supérieure peuvent non-seulement amener des difformités , gêner l'exercice de la vision, lorsqu'elles siégent près des sourcils, en occasionnant une chute de cette paupière, mais elles peuvent produire aussi un trouble dans les fonctions de la rétine. M. Ribes établit encore ce dernier fait sur des exemples puisés dans différents auteurs. Quelquefois une cicatrice vicieuse de plaies faites aux sourcils ou à la paupière supérieure peut affaiblir ou détruire la vue par le tiraillement qu'elle exerce sur les nerfs de la cinquième paire, mais alors le médecin peut espérer que l'exercice de ce sens se rétablira.

Le pronostic des plaies du globe oculaire lui-même doit être établi avec une grande circonspection. Comme celui de toutes les blessures de cet organe, il ne peut pas être, en effet, porté toujours avec certitude ; parce que la chance de terminaison de ces lésions est quelquefois très-complexe. Les suites fâcheuses d'une plaie de l'œil par instrument tranchant sont les suivantes : des taches siégeant sur la cornée, mais ne se trouvant pas sur le champ de la pupille et ne gênant pas, par conséquent, la vision, d'autres accidents très-variables gênant, affaiblissant ou pervertissant cette fonction ; l'abolition complète de celle-ci, et enfin, quoique bien rarement, la mort. Le médecin légiste doit prendre en considération toutes ces conséquences, lorsqu'elles ne sont dues ni à la négligence du blessé, ni à des circonstances accidentelles, comme serait le développement d'une pustule variolique sur la conjonctive ; il doit les considérer comme les suites naturelles de la blessure de l'œil, car, dans les plaies de cet organe par instrument tranchant, qui ne sont accompagnées ni de la sortie de l'humeur vitrée, ni de lésions de l'iris, enfin d'aucun accident de nature à compromettre plus ou moins gravement la vue, le médecin, il est vrai, doit être porté à établir un pronostic favorable, mais, alors même, il doit considérer le blessé, immédiatement après l'accident, comme menacé d'une ophthalmie qui peut, à la rigueur, devenir grave, se terminer par la perte complète de la vue, ou même amener des réactions mortelles sur le cerveau. Cependant, cette dernière terminaison est très-rare dans les plaies de l'œil par instrument tranchant. Le danger de ces plaies naît de l'étendue de la lésion et de la nature des parties lésées. Les plaies de la cornée par instrument tranchant sont peu graves par elles-mêmes : si elles ne sont accompagnées d'aucune complication, elles guérissent sans inflammation ou avec une inflammation légère qui, le plus souvent, ne laisse aucune opacité ; cependant, elles peuvent quelquefois en laisser. Cette opacité est toujours un inconvénient, mais elle ne nuit à la vision que lorsqu'elle est placée de manière à empêcher les rayons lumineux d'arriver à la pupille. Lorsque les plaies de la cornée sont pénétrantes, un peu considérables, et situées vers les parties déclives de cette membrane, elles laissent échapper l'humeur aqueuse, mais elles n'en sont pas plus graves, cette humeur se réparant avec facilité. Ces plaies peuvent, après avoir laissé échapper l'humeur aqueuse, permettre à l'iris de s'engager entre leurs bords; il en résulte l'oblitération ou la déformation de la pupille, et, par conséquent, la perte ou l'affaiblissement de la vue, si le médecin ne peut opérer la réduction de la hernie de l'iris, comme il arrive bien souvent, même peu après que l'accident est arrivé, à plus forte raison, quand les blessés ont mis quelque retard à réclamer ses secours. Lorsque l'iris lui-même a été blessé, par un instrument tranchant, quelquefois la plaie qui en résulte guérit très-bien, sans développement d'iritis, d'autres fois, elle ne se cicatrise pas, et il reste une double pupille, avec ou sans diplopie; des faits prouvent, il paraît, la possibilité de ces deux résultats opposés. L'iritis résultant d'une plaie de l'œil peut s'accompagner d'une exsudation plastique qui oblitère la pupille et abolit la vue, en ne permettant plus aux rayons lumineux de traverser cette ouverture. Les plaies de la sclérotique n'ont par elles-mêmes aucune espèce de gravité, mais elles peuvent être suivies de procidence de la choroïde, et, par conséquent, de déformation de la pupille, et des conséquences qui sont les suites nécessaires de cette déformation. Si la choroïde elle-même est atteinte, il peut en résulter une hernie de la rétine; cette hernie est suivie d'amaurose. Lorsque la plaie pénètre jusque dans l'humeur vitrée, ou qu'une petite partie seulement de cette humeur s'écoule, ce qui n'a pas de conséquences fâcheuses pour les fonctions de cet organe, ou bien elle s'écoule en grande partie, et alors l'œil s'affaisse, et la vue est perdue. Ce dernier résultat dépend de l'étendue de la plaie, de sa profondeur et de sa situation vers les parties déclives de la sclérotique. Le cristallin peut être divisé, alors il devient opaque; mais si la division est complète, l'absorption s'en empare, et la vue peut se rétablir, sans qu'on ait besoin d'avoir recours à l'opération de la cataracte. Le cristallin peut être déplacé, et alors il est absorbé; il peut même sortir de l'œil. L'absence de ce corps n'aurait par elle-même d'autre inconvénient que d'affaiblir un peu la vue, inconvénient auquel on peut remédier par des lunettes à verres convexes. Mais la sortie du cristallin est presque toujours accompagnée d'autres accidents bien plus graves, tenant à l'étendue de la plaie; l'humeur vitrée s'échappe, ce qui cause une cécité incurable. Il est encore bien plus difficile que le même accident n'accompagne pas une plaie par instrument tranchant atteignant les portions centrales de la rétine; on conçoit que la plaie de cette membrane est alors suffisante pour amener la cécité, car elle en doit anéantir les fonctions. Les plaies sans ébranlement et sans contusion de l'œil sont rarement suivies d'épanchement de sang dans les chambres de cet organe. Si un cas de ce genre se présentait, on aurait à redouter une fausse cataracte, une inflammation de la membrane de Descemet, et enfin un iritis.

Les plaies de l'œil par instrument tranchant sont des accidents assez rares, aussi les auteurs n'en rapportent-ils qu'un petit nombre d'exemples.

III.

Des caractères anatomiques des valvules des veines. Quelles sont les veines qui ont le plus de valvules? Quelles sont celles qui n'en ont pas?

Les veines qui ne ramènent pas le sang des viscères splanchniques ou du système osseux présentent, en général, à leur intérieur, des lamelles extrêmement minces, d'une transparence parfaite, et constituant avec la paroi vasculaire des sacs dont l'ouverture est dirigée vers le cœur et dont la forme, lorsqu'ils sont distendus par le sang, pourrait être comparée à celle de nids de pigeons, comme ceux que représentent les valvules sigmoïdes elles-mêmes. Ces petites lames, formées des replis de la membrane interne des veines et servant à favoriser la circulation du sang veineux, furent découvertes par Charles Etienne; on les a appelées *valvules* (*valvulæ,* battants de petites portes). On ne peut dédoubler les valvules; cependant on admet qu'elles sont formées de deux feuillets. On ne peut, en effet, concevoir leur for-

mation que de la manière suivante : la membrane qui tapisse la paroi
interne des veines, arrivée au niveau d'une ligne parabolique à con-
vexité tournée vers les extrémités, cesse d'adhérer à cette paroi pour
s'élever vers la partie la plus évasée de ces vaisseaux, en formant ainsi
le premier feuillet la valvule; elle revient ensuite, en formant un
second feuillet, adhérer à la paroi vasculaire dans les mêmes points
où elle l'avait abandonnée : ces deux feuillets adhèrent entre eux au
moyen d'un tissu cellulaire très-serré. Il entre dans la composition
d'une valvule, outre ces deux feuillets et le tissu cellulaire qui les
unit, quelques filaments de nature fibreuse. Ces filaments se présentent
sous la forme de stries nacrées qu'on peut souvent apercevoir à l'œil
nu, vers le bord adhérent des valvules; celles-ci présentent, par conséquent, deux conditions de solidité, la nature même de la membrane
interne des veines qui les composent par un double feuillet, et ces ren-
forts fibreux que je viens de mentionner. La première condition est
celle qui contribue le plus à cette solidité. Ces replis ont presque toujours une forme parabolique, leur contour se compose de deux bords,
l'un, adhérent, convexe, tourné vers le cœur; l'autre, libre, concave,
tourné vers les extrémités. La réunion de ces deux bords forme ce que
Haller a appelé *cornes de la valvule* qu'il comparait ainsi à un crois-
sant. Ces cornes sont deux angles aigus d'une longueur variable et
formant la portion de la valvule la plus avancée vers le cœur. Ces
appendices, dans les petites veines, décrivent une parabole plus
allongée que dans les grosses; Kemper les a nommées *turbinatæ* (en
forme de toupie); les valvules les moins allongées ont été appelées par
Ruysch *pyriformæ*. Quelquefois le bord convexe d'une valvule est rem_
placé par deux bords réunis à angle aigu : alors la valvule est plutôt
triangulaire que parabolique, et, lorsque la veine est ouverte et
étendue sur une surface plane, ce repli est découpé en V bien formé.
J'ai observé plusieurs fois cette disposition que je n'ai trouvée men-
tionnée nulle part. Les valvules sont ordinairement effacées et appli-
quées contre la paroi veineuse par le sang qui, dans les veines,
circule des extrémités vers le cœur; mais lorsque ce liquide tend

accidentellement à refluer vers la périphérie, il heurte le bord libre des valvules, les écarte de la paroi vasculaire, de façon à ouvrir les sacs que forment ces appendices avec cette paroi, et c'est dans le fond de ces sacs que vient aboutir son effort rétrograde. Dans les veines dont le calibre a plus d'une demi-ligne de diamètre, on trouve presque toujours les valvules réunies par paires; ce n'est que par exception qu'on trouve un de ces appendices seul dans un point; il est peut-être encore plus rare d'en trouver un groupe de trois, et il est, pour le moins, très-douteux qu'on en ait jamais trouvé un de quatre ou de cinq. Sœmmering a observé que les veines qui n'ont pas plus d'une demi-ligne de diamètre présentent beaucoup de valvules isolées; mais, d'après les observations de M. Cruveilhier, dans ces veines elles-mêmes il y a un plus grand nombre de valvules existant par paires. La distance qui sépare les paires de valvules les unes des autres est très-variable: dans les veines où j'ai rencontré le plus de ces replis, comme dans la veine tibiale postérieure, cette distance n'est guère que de deux, ou deux ou trois lignes au plus. J'ai trouvé plusieurs fois, au contraire, une distance de cinq pouces entre deux paires de valvules, dans quelques veines considérables, comme dans la veine saphène interne, par exemple; mais il est rare que cette distance se répète plusieurs fois dans la même veine, lors même que sa longueur le permet. Ces appendices sont ordinairement échelonnés à des distances bien inégales : ainsi, il y a des veines qui présentent plusieurs valvules dans une de leur moitié, et qui dans l'autre n'en présentent pas. Les valvules ne sont pas placées les unes sous les autres de manière à se correspondre, suivant une même ligne droite parallèle à l'axe du vaisseau; elles occupent les extrémités de diamètres qui se croisent sous des angles variables et difficiles à apprécier. La grandeur absolue des valvules, d'après l'observation faite par M. Chassaignac, dans son beau travail sur la texture et le développement des organes de la circulation sanguine, est en raison directe du calibre des veines où elles se trouvent, et en raison inverse de leur nombre dans un même point. La grandeur des valvules, comparée à celle du diamètre des vaisseaux, ne peut être établie d'une manière bien précise; généralement elle est telle que, lorsqu'une paire de ces appendices est déployée, leurs bords n'arrivent que tout juste au contact mutuel. Bichat a remarqué dans les veines ouvertes par lui pour constater cette grandeur que tantôt les valvules étaient au moins suffisantes pour oblitérer le calibre de ces vaisseaux, que tantôt, au contraire, elles étaient bien évidemment trop petites pour atteindre ce résultat. La première condition se rencontrait avec un état anémique des veines par suite duquel il y avait eu contraction de leur paroi et diminution de leur calibre; la seconde condition se rencontrait avec un état opposé, un état de distension de leur paroi par un sang très-abondant, et, dans ces deux circonstances, la différence de rapport entre la grandeur des valvules et celle du diamètre des veines qui les contenaient n'était qu'apparente ou du moins accidentelle, et non due à l'état normal de ces vaisseaux.

Toutes les parties du système veineux, autres que celles que j'indiquerai en terminant, contiennent des valvules, mais non toutes en nombre égal. Ces appendices sont généralement plus rapprochés dans les petites veines que dans les grosses. Les veines des extrémités, et surtout les veines de la jambe, du pied et de la main, sont celles qui en contiennent le plus; on en trouve, mais en nombre moins considérable, dans les veines de la face et du cou, dans celles des parois thoraciques, dans les troncs veineux principaux de la langue et des amygdales. Les divisions de cette veine, autres que celles qui se rendent à la vessie, à l'utérus et au rectum, en contiennent et pour la plupart en nombre considérable. Le tronc de la veine cave supérieure n'en présente pas : il y en a une paire dans la veine jugulaire interne, près de sa réunion avec la sous-clavière; il y en a également dans celle-ci, non loin du même point, mais la veine jugulaire interne n'en présente plus dans le reste de son étendue. La veine cave inférieure présente une valvule bien remarquable à son embouchure dans l'oreillette droite; elle est nommée *valvule d'Eustache*, du nom de l'anatomiste qui l'a fait connaître, c'est la plus grande valvule du système veineux. La veine cave elle-même n'en présente pas d'autres ; mais l'endroit où commencent les valvules, dans les divisions de cette veine, est très-variable. Ainsi, tantôt c'est au-dessus de la division des veines iliaques primitives, tantôt c'est au-dessous ; ce dernier cas est bien plus fréquent que le premier, si je dois en croire ce qui s'est présenté à mon observation. Les valvules sont très-nombreuses dans les points où la circulation veineuse a quelques obstacles à vaincre, par exemple, dans les veines ascendantes, dans lesquelles le sang remonte contre son propre poids. Elles ne manquent jamais, si on en excepte les toutes petites veines près de l'embouchure d'un de ces vaisseaux dans un plus considérable ou près du confluent de deux troncs veineux. Généralement les veines des viscères splanchniques ne présentent pas de valvules, mais il y a quelques exceptions à cette règle. Il y a ordinairement une valvule à l'embouchure de la grande veine coronaire, dans l'oreillette droite ; la veine rénale peut en présenter, comme je l'ai observé une fois. On n'a pas prononcé bien définitivement sur l'existence ou la non-existence de ces appendices dans la veine azygos ; j'en ai vu bien évidemment une paire à l'embouchure d'une des branches de cette veine, vers la onzième ou douzième vertèbre dorsale, sur deux sujets différents où j'ai été à même de les rechercher. Il y en a dans les veines spermatiques ; elles y sont isolées. Les veines ovariques suivent la loi générale des veines des viscères splanchniques, et n'en présentent pas. La veine porte et ses divisions, les veines qui parcourent les conduits osseux, les sinus de la dure-mère, la veine vertébrale, les veines pulmonaires, les veines hépatiques, les veines utérines, et la veine ombilicale, sont toujours dépourvues de valvules.

IV.

*Comment reconnaître la potasse caustique mélangée avec la matière d...
vomissements ?*

(Chimie.)

Il résulte des observations de M. Orfila qu'une matière alimentaire, contenant naturellement de la potasse et de la soude, présenterait tous les caractères d'un mélange artificiel de matières alimentaires et d'une petite quantité de potasse : ainsi, dans ce cas, loin de pouvoir préciser qu'on a mélangé de la potasse à l'état caustique à des matières alimentaires, on ne pourrait même pas reconnaître si on y a ajouté une petite quantité de sels de cette base. Il peut en être ainsi d'autant plus souvent que les liquides naturellement contenus dans l'estomac contiennent des sels de soude. J'observerai ensuite que la potasse caustique exerce une action continuelle sur les matières végétales et animales avec lesquelles elle se trouve en contact. Cette action l'a fait passer peu à peu à l'état de carbonate de potasse, de savon, de sels végétaux, de potasse, selon la nature de la matière des vomissements ; il faut donc supposer, pour la solution de la question qui m'est faite, que la potasse est restée, au moins en partie notable, à l'état caustique, jusqu'à l'instant où l'on puisse démontrer son existence, ou du moins jusqu'à celui où l'on ait trouvé moyen de l'isoler des matières qui peuvent la faire passer à l'état de sels. Je vais supposer une quantité notable de potasse restée à l'état caustique et mélangée à des matières vomies. Voici le procédé à suivre pour la reconnaître à cet état : on filtrera d'abord la matière des vomissements, et par ce moyen, toutes les portions non dissoutes de matières alimentaires seront mises de côté ; on constatera l'alcalinité de la matière filtrée, en y trempant du papier de tournesol rougi par un acide, ce papier sera ramené au bleu. On évaporera cette matière presque jusqu'à siccité ; pendant l'évaporation l'odorat n'accusera pas de dégagement d'ammoniaque : le résidu contiendra de la potasse caustique et des matières alimentaires; il pourra contenir en outre différents sels de potasse; on l'agitera avec de l'alcool à quarante-quatre degrés; cet alcool dissoudra la potasse caustique et pourra dissoudre aussi quelques sels, mais il touchera fort peu aux matières alimentaires et nullement au carbonate de potasse. La solution de potasse caustique ainsi obtenue sera alcaline; filtrée et évaporée, el'e donnera un résidu composé en grande partie de potasse caustique. Ce résidu, traité par un peu d'eau distillée, donnera une solution potassique et en présentera tous les caractères : ainsi on pourra en étendre une portion d'un peu d'eau distillée; si on craint qu'elle soit trop concentrée, en prendre aussi peu que possible, sur l'extrémité d'un tuyau de plume, et en toucher légèrement la langue : on percevra à l'instant une saveur caustique prononcée. On pourra ensuite employer tous les réactifs ordinaires de la potasse et surtout l'hydrochlorate de platine; ce sel donnera un précipité jaune-serin d'hydrochlorate de platine et de potasse, adhérant aux parois du verre dont il occupera le fond. La matière des vomissements peut être fortement colorée : dans ce cas, on suivra tous les procédés que j'ai indiqués, mais avant d'employer l'hydrochlorate de platine, on décolorera la solution potassique au moyen du chlore, et on obtiendra un chlorure de potasse précipitant, comme tous les sels de potasse, au moyen de l'hydrochlorate de platine. On pourra, au lieu du chlore, employer le charbon animal bien purifié; on fera bouillir la solution potassique avec ce charbon : lorsqu'elle sera décolorée, on la filtrera et on aura une solution précipitant encore, comme tous les sels de potasse par l'hydrochlorate de platine, l'acide chlorique.

Je me suis guidé, en traitant cette dernière question, sur le procédé indiqué par M. Orfila, dans son excellent *Traité de médecine légale,* pour reconnaître la potasse mélangée à la matière des vomissements.